JUSTICE A QUI DE DROIT

OU

QUELQUES MOTS

SUR LES

EAUX MINÉRALES GAZEUSES, FERRO-ALCALINES

ET SALINES

DU MONESTIER-DE-CLERMONT (ISÈRE),

ET, PAR OCCASION,

SUR LES EAUX MINÉRALES EN GÉNÉRAL.

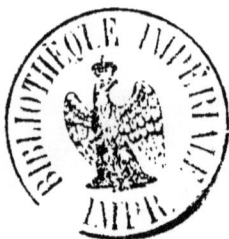

Que l'on sache enfin se contenter des ressources que la nature
a distribuées dans notre province qui récèle dans son sein toutes
les eaux que le faste et l'opulence vont prendre ailleurs à frais
énormes et qui ne leur paraissent excellentes que parce que les
moyens de se les procurer flattent leur orgueil et.... *leurs plaisirs.*

(*Observations sur les eaux minérales du Dauphiné.*)

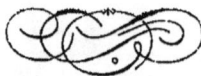

GRENOBLE,
IMPRIMERIE DE A. BARATIER, GRAND'RUE, 4.
—
1860

JUSTICE A QUI DE DROIT

OU

QUELQUES MOTS

SUR LES

EAUX MINÉRALES GAZEUSES, FERRO-ALCALINES ET SALINES

DU

MONESTIER-DE-CLERMONT (ISÈRE),

ET, PAR OCCASION,

SUR LES EAUX MINÉRALES EN GÉNÉRAL.

—————◦—————

> Que l'on sache enfin se contenter des ressources que la nature a
> distribuées dans notre province qui récèle dans son sein toutes les
> eaux que le faste et l'opulence vont prendre ailleurs à frais énormes
> et qui ne leur paraissent excellentes que parce que les moyens de se
> les procurer flattent leur orgueil et... *leurs plaisirs.*
>
> (*Observations sur les eaux minérales du Dauphiné* (1).

—————◦—————

Au milieu du déluge de livres fastidieux, de paysa-
ges romanesques et de réclames trompeuses dont
nous sommes inondés chaque jour au sujet des eaux
minérales qui surgissent de toutes parts, un choix

————————————————

(1) Ces *observations*, pleines d'intérêt, furent publiées en 1786
par notre parent, M. Nicolas, docteur en médecine et en philoso-
phie, conseiller-médecin du roi, médecin de *Monsieur* et du duc

judicieux est si difficile à faire maintenant par les médecins et les malades, qu'elles sont vraiment devenues pour eux le seau d'eau et le picotin d'avoine de Buridan, et que ce n'est qu'après avoir hésité long-temps devant elles que ceux-ci vont se gorger des unes ou se noyer dans les autres.

Tel est, en effet, l'embarras où se trouvent les malades qui soupirent après ce dernier moyen de guérison que, pour discerner le bon du mauvais, il ne leur reste plus qu'une ressource que nous allons leur indiquer en deux mots, laquelle consiste, non pas à consulter le rapport annuel et toujours flatteur des médecins attachés à ces sortes d'établissements, mais à diviser toutes les eaux minérales connues et à connaître en deux grandes classes, qui sont celles où l'on va pour *s'amuser* et celles où l'on se rend pour guérir.

Partant de là, si vous avez une de ces petites misères de santé, vraie ou supposée; un de ces petits maux imaginaires qui réclament plus tôt le voyage, la distraction, les plaisirs, que l'emploi sérieux des eaux minérales, inutile de demander à votre docteur si ces eaux, pour vous faire du bien, doivent être ferrugineuses, alcalines, sulfureuses, salines, gazeuses, froides ou chaudes; lisez seulement la qua-

---

d'Orléans, agrégé au collége des médecins de Grenoble, correspondant de la Société royale de médecine de Paris, membre des Académies de Dijon, de Nimes, des Arcades de Rome, etc.

trième page des grands journaux à annonces majuscules, et arrêtez-vous, sans balancer, à celles qui réunissent le plus d'agréments possibles, comme table d'hôte à six services, bals, fêtes, spectacles, concerts, roulette, tombola, chasses, casino, salon de conversation, bibliothèque, journaux, parcs, jardins, sites charmants, en un mot tout le luxe, tout le confort d'un séjour princier. C'est là votre affaire et nous vous répondons du succès, pourvu que vous ayez la bourse bien garnie et que vous n'y mangiez, ni ne vous y *amusiez* trop. Dans ce cas, peu importe que vous optiez pour les eaux de Hombourg ou de Baden, pour celles de Vichy ou de Plombières, d'Aix ou d'Ischia, puisqu'elles sont également bonnes pour vous *guérir;* choisissez celles où vous croirez pouvoir le plus vous divertir, partez, bon voyage, et que les eaux vous soient légères.

Mais si au contraire vous êtes atteint d'une de ces maladies graves pour lesquelles les drogues de la pharmacie sont impuissantes; si vous souffrez d'un de ces maux cruels qui menacent la vie ou tout au moins l'empoisonnent lentement, sans autre espoir que les eaux pour vous en délivrer; oh! alors, ce n'est plus le cas d'agir à la légère, ni de vous *amuser.* Il faut consulter et consulter sérieusement. Seulement, gardez-vous bien de vous adresser aux illustrations médicales, aux *princes de la science,* qui, trouvant trop vulgaires les excellentes eaux de votre département, et voulant faire preuve de leur discernement *supérieur,* vous enverront vers l'un des quatre points cardinaux de la France, et peut-être de l'Europe, pour y prendre des eaux contraires ou sans vertu, mais merveilleuses à leurs yeux, vu qu'en toutes choses ce qu'on va chercher bien loin paraît toujours meilleur que ce qu'on trouve bien près.

Consultez tout simplement un modeste et consciencieux médecin en qui vous aurez confiance ; dites-lui que vous n'avez pas envie de courir le monde pour augmenter le mal dont vous êtes affligé, pour dépenser inutilement votre argent, surtout si vous n'en avez pas de reste; que vous désirez guérir avec le moins de locomotion et de déboursés possible. Demandez-lui si dans votre propre département il y a des eaux capables de vous soulager sans vous exposer à toutes ces folles séductions de gourmandise, de bals, de jeux, de courses, de dissipations, qui ailleurs font tant de..... dupes, nous pourrions dire de victimes, parce que ce sont celles-là qui vous conviennent.

Que si, contre votre attente, ce médecin *modeste et consciencieux* lève les yeux au ciel, se frotte le front et vous répond d'un air méditatif qu'il y en a bien peut-être, mais..... qu'il serait préférable pour vous d'aller à *Caldaniccia*, à *Schinznach*, à *Monte-Catini*, à *Birmenstorf*, à *Schwalbach*, à *Fachengen*, à *Schlangenbad*, à *Friedrichshall*, à...... payez-lui sur-le-champ sa consulte, envoyez-le promener avec ses noms barbares, avec ses eaux lointaines, et, tournant le dos à la faculté entière, informez-vous tout bonnement auprès du public s'il serait à sa

connaissance que telles eaux du voisinage aient sou-
vent guéri des maladies comme la vôtre, car c'est
au public seul, à son bon sens d'observation, que
toutes les eaux minérales doivent leur découverte et
la première réputation qu'elles ont acquise.

Si donc d'une voix à peu près unanime le public
du lieu vous dit qu'effectivement il y en a d'excellentes dans les environs, renommées pour la vertu
curative que vous cherchez, eh bien! donnez-leur
la préférence, allez-y tranquillement et conformez-
vous, en les prenant, au mode d'usage enseigné par
l'expérience, attendu que vous y êtes autorisé par
l'article 15 du nouveau décret impérial, portant que
l'usage des eaux minérales n'est subordonné à au-
cune permission, ni à aucune ordonnance de médecin,
et que par conséquent chacun est libre de les prendre
comme il lui plaît.

C'est ainsi que les anciens Romains, nos maîtres
en bien des choses, eux qui n'avaient ni chimistes,
ni médecins, et qui ne s'en portaient pas plus mal
pour cela, purent avec leur seul bon sens et l'observation populaire, couvrir leur vaste empire d'établissements thermaux, de piscines, d'aqueducs, de
galeries souterraines, dont les restes, enfouis pendant plus de vingt siècles, nous pénètrent d'étonne-
ment et d'admiration quand, avec notre docimasie,
nos réactifs et nos ingénieurs, un heureux hasard
nous les fait découvrir.

C'est ainsi encore — pour citer un exemple récent
connu de tous — que les eaux minérales d'Uriage,

que nous avons vues, en 1820, n'être qu'un bour-
bier infect où allaient instinctivement se vautrer les
animaux atteints de gale et les lépreux de la com-
mune, sont devenues, par la sagacité entreprenante
du docteur Billerey, secondé en cela par le zèle ad-
ministratif du baron d'Haussez, alors préfet de l'Isère,
et par l'habile direction de M. l'ingénieur Gueymard,
sont devenues, disons-nous, le bel et utile établissement qu'on y voit aujourd'hui (1).

Mais là ne se bornent pas les richesses hydromi-
nérales de nos belles montagnes de l'Isère, lesquelles
possèdent encore des eaux bien plus précieuses *en
leur genre* que celles d'Uriage, d'Allevard et de la
Motte, eaux presque inconnues en dehors du petit
rayon où elles se sont fait une juste réputation et
qu'une coupable négligence a rendues stériles jusqu'ici
pour tant de malades qu'elles auraient pu guérir.

Il s'agit des eaux gazeuses, ferro-alcalines et salines du Monestier-de-Clermont (Isère), dont les trois
sources principales sont situées au milieu d'une
grande prairie, à la tête et à l'occident de ce bourg :
la première, dans une citerne près de la route impériale; la seconde, à deux cents mètres environ au-
dessus, dans un bâtiment qui la circonscrit large-
ment, et la troisième, à deux ou trois cents mètres

---

(1) A propos des eaux d'Uriage, nous voudrions bien savoir si
l'administration départementale a fait placer dans leur principal
salon les portraits de MM. Billerey, d'Haussez et Gueymard, comme
un petit souvenir de la reconnaissance publique qui leur est due.

encore plus haut vers la montagne, dans un bassin en plein air.

Aux trois sources où elles surgissent, ces eaux bouillonnent vivement et y déposent un sédiment jaunâtre. Fraiches, limpides, mousseuses, piquantes et sans odeur appréciable, elles sont agréables à boire, mais laissent sur la langue une saveur un peu acerbe. Mises en bouteilles, elles font sauter le bouchon.

Voici l'analyse qui en a été faite par MM. Gueymard, ingénieur en chef des mines, et Leroy, professeur de chimie à la Faculté des Sciences de Grenoble :

gra.		
0	030	argile.
0	451	bi-carbonate de magnésie.
1	166	bi-carbonate de chaux.
0	726	bi-carbonate de soude.
0	154	sulfate de chaux.
0	081	chlorure de sodium.
0	198	sulfate de magnésie.
0	082	sulfate de soude.
2	888	

En outre elles contiennent, par litre, 982 centimètres cubes d'acide carbonique libre et demi-combiné, à 0° de température et à 76 centimètres de pression ;

Azote, 24 centimètres cube ;

Oxygène, une trace.

A cette analyse, nous prendrons la liberté d'ajouter un principe *ferrugineux* qui lui a échappé et dont nous croyons avoir constaté la présence.

Etonnés, en effet, de ce que des eaux qui ont toujours passé pour ferrugineuses et qui en présentent des signes non équivoques, n'en continssent pourtant pas un atôme d'après l'analyse de ces Messieurs, nous avons jugé à propos de nous éclairer un peu à cet égard et de faire quelques essais *qualificatifs* sur les trois sources traitées séparément; mais ne nous en rapportant pas uniquement à nos propres lumières et désirant soumettre le résultat obtenu par nous à un chimiste de profession, à un docimaste qui inspirât toute confiance, nous nous sommes adressé à M. le docteur Henri Ossian, chef des travaux chimiques de l'Académie impériale de médecine de Paris, qui a eu l'obligeance de nous répondre ce qui suit :

« Je crois fermement, d'après les expériences que vous m'indiquez sur les eaux en question, que le fer fait bien partie constituante de leurs principes minéralisateurs. Du reste, leur saveur atramentaire et le dépôt ocreux qu'elles abandonnent pendant leur trajet, en seraient déjà un indice certain..... La composition chimique de ces eaux les rapproche des eaux bicarbonatées sodiques du centre de la France, qui *toutes* contiennent du *bi-carbonate de fer* en plus ou moins grande quantité. Tout porte donc à croire qu'ici il en est de même (1). »

_____

(1) Il importe de remarquer : 1° que les trois sources soumises à nos recherches sont placées à deux ou trois cents mètres les unes des autres, et qu'à une pareille distance, il n'y a probablement pas

Ainsi, non seulement les eaux minérales du Monestier-de-Clermont se *rapprochent* par leur composition des eaux de même nature qui se trouvent au centre de la France, mais nous dirons, nous, qu'elles leur sont bien supérieures en ce qu'elles réunissent plusieurs éléments qui leur manquent et parce que, tenant un juste milieu entre celles qui renferment trop de principes minéralisateurs et celles qui n'en ont pas assez, elles sont agréables à boire, n'irritent pas à la manière de leurs congénères au *maximum* et agissent doucement et efficacement dans tous les cas qui réclament l'action bénigne de leur quadruple combinaison gazeuse, alcaline, ferrugineuse et saline. Aussi possèdent-elles à un très-haut degré des propriétés hygiéniques et médicales qu'on ne trouve nulle autre part, pas même à Vichy et aux eaux minérales d'Oriol, près de Mens (Isère), dont nous devons dire un mot en passant.

---

identité absolue dans leurs principes constituants ; 2° qu'en effet nos expériences ont établi que la source n° 3 — dite *Gautier* — est la plus chargée en élémens ferrugineux ; le n° 1 — dite *Bertrand* — un peu moins, et le n° 2 — dite *Bonnet* — plus faible encore ; 3° que lors de l'analyse officielle des eaux minérales du Dauphiné, faite il y a une vingtaine d'années, on attacha beaucoup moins d'importance à celles du Monestier-de-Clermont, dont on ne parlait guère alors, qu'à leurs rivales d'Auriol déjà en réputation, et que l'analyse des premières eut seulement lieu sur deux bouteilles puisées au hasard on ne sait à quelle source, lesquelles restèrent longtemps déposées au laboratoire de Grenoble avant que d'être analysées, ce qui peut expliquer la différence des résultats obtenus par les premiers chimistes et nous.

Lorsque nous habitions cette localité en 1816, nous fûmes les premiers à parler avec éloge des eaux d'Oriol, qui étaient tombées dans un oubli complet, et nous en descendîmes même deux ou trois bouteilles à Grenoble pour les faire analyser. Ce n'est que quelques années après, que leur propriétaire, songeant à en tirer parti, restaura leurs sources et chargea plusieurs chimistes de procéder à cette analyse. Examen fait, on trouva que les deux sources — qui se touchent pourtant — différaient essentiellement dans leur composition minérale ; que, par exemple, l'une contenait du bi-carbonate de soude, l'autre pas du tout ; celle-ci, 0,0910 sulfate de magnésie, celle-là *une trace*; et qu'en somme elles étaient très-faibles en principes minéralisateurs.

Or, qu'on maintienne purement et simplement l'analyse des eaux du Monestier telle que nous l'avons rapportée plus haut ou qu'on y ajoute l'élément ferrugineux qui leur appartient, il n'est pas moins évident que plus riches, que mieux proportionnées dans leur composition naturelle, elles ont sur celles d'Oriol une supériorité incontestable.

D'ailleurs, bien que l'Auteur de la description topographique et minéralogique d'Oriol, très-bien disposé en faveur de son propriétaire, le présente comme *un vallon assez pittoresque* où l'on arrive de Mens par *une promenade ombragée,* le fait est — malheureusement pour lui et les malades — qu'Oriol est situé *à une lieue* de Mens, dans un endroit montueux, élevé, désert, très-peu ombragé, nullement

pittoresque ; *qu'une petite promenade quotidienne de
deux heures* en pareils lieux pour aller boire quelques
verres d'eau, a toujours été et sera éternellement un
obstacle à ce que l'usage local de ces eaux se vulga-
rise, tandis que celles du Monestier-de-Clermont,
placées au milieu d'une jolie prairie mamelonnée et
touchant le bourg, peuvent y être bues en pantoufles
et en robe de chambre.

Aussi est-ce à la rare et heureuse combinaison
chimique qui les caractérise, à leur saveur piquante
et agréable, aux belles cures qu'elles ont opérées, et
enfin à leur emplacement commode, que ces der-
nières doivent la réputation beaucoup trop limitée
dont elles jouissent en leur double qualité d'eaux
hygiéniques et d'eaux médicales.

En effet, comme *hygiéniques*, ceux qui se portent
bien, qui ont la facilité d'en user chez eux, peuvent
et doivent en toutes saisons, s'ils veulent se mainte-
nir dans un bon état de santé, les boire *de temps en
temps* telles que, ou mieux encore les couper à leurs
repas avec du vin. Mélangées de la sorte, elles valent
infiniment mieux pour l'agrément de la table, pour
le bien-être du corps et même de l'esprit, que l'eau de
Seltz vendue par les pharmaciens ou les fabricants,
laquelle, simplement gazeuse, n'a de Seltz que le
nom et peut être faite par le premier venu pour un
ou deux sous le litre. Cela est si vrai que sur les tables
bourgeoises et dans les hôtels du Monestier-de-Clermont on est en usage de les servir aux étrangers qui
les savourent en guise de petit champagne et s'en

trouvent bien. Par expérience, nous en savons quelque chose.

Comme *médicales*, les eaux du Monestier-de-Clermont ont beaucoup de propriétés, mais, pour les exalter, nous nous garderons bien d'imiter les médecins *spéciaux*, qui, dans le but d'avoir la préférence et d'attirer force monde à celles qu'ils administrent, leur attribuent des vertus merveilleuses, publient sur leur compte des guérisons presque miraculeuses et les présentent aux amateurs comme une panacée universelle. Plus modeste, nous nous contenterons de dire que les eaux du Monestier-de-Clermont sont à la fois rafraîchissantes, toniques, digestives, anti-acides, apéritives, calmantes, légèrement purgatives à la dose d'un litre environ et qu'elles conviennent parfaitement dans tous les cas qui requièrent ces propriétés là. D'ailleurs, réduites par le chauffage à l'état purement alcalin et salin, elles sont encore susceptibles de remplacer avantageusement en bains les plus renommées en ce genre.

Hélas! que de Dauphinois et de Provençaux sont assez simples, assez désorientés, pour porter leurs aigreurs, leur jaunisse, leur obstruction, leur goutte, leur gravelle et leurs écus à Hombourg, à Baden, à Plombières, à Néris, au Mont-d'Or et particulièrement aux eaux de Vichy, qui, selon le docteur Gendrin, abîment les voies digestives et affaiblissent le corps; qui, d'après le docteur Pidoux, sont *une fabrique de gouttes rentrées;* et où, au rapport du savant académicien Devergie, *on n'a pas seulement de la bonne eau potable sur table*; tandis qu'à cinq ou six lieues de Grenoble, et même à leur domicile, ils pourraient facilement et économiquement prendre les excellentes eaux du Monestier-de-Clermont, qui leur donneraient de l'appétit, de la fraîcheur, de l'embonpoint et tout ce qui accompagne une santé florissante!....

Il est vrai qu'on peut fort bien faire le même reproche de malfaisance à la plupart des autres eaux minérales en vogue, surtout aux thermales, sulfureuses et salines, qui, ordonnées à la *Sangrado* et prises à tort et à travers, comme on le fait aujourd'hui, vous déplacent prestement un rhumatisme ou une dartre pour le jeter intérieurement sur un organe essentiel et vous tuer. Mais à qui la faute?.... si ce n'est à l'engouement général, à la manie régnante de les prescrire et de les prendre sans discernement. Aussi le médecin qui aura le courage que nous eûmes jadis, mais qu'on paralysa, d'écrire en prose ou en vers une bonne critique sur l'abus des eaux minérales, méritera-t-il bien de l'humanité et principalement des mœurs actuelles, qui, plus malades et plus malsaines que le corps qu'on cherche à guérir, sont loin de s'y purifier.

Quant à celles du Monestier-de-Clermont, inoffensives par elles-mêmes, quoique ayant les propriétés actives que nous venons de signaler, elles n'ont jamais, que nous sachions, produit d'accidents fâcheux, et, de plus, elles jouissent encore d'un privilége que lui attribuent les femmes du canton, bons juges en pareille matière, celui qu'eurent autrefois certaines eaux du nord de la France, de rendre une de nos reines féconde..... Avis donc aux jeunes dames du Midi, qui soupirent après cet état intéressant sans pouvoir y parvenir.

Mais se présente maintenant pour les gens du monde la *grande question* de savoir si les eaux du Monestier-de-Clermont réunissent autour d'elles les accessoires d'agrémens et de plaisirs dont ils ont un besoin *indispensable* pour se distraire et *s'amuser*.

Chargés par l'administration préfectorale, il y a déjà bien des années, de lui adresser une petite notice à leur égard, il s'y trouvait le passage suivant :

« Ces eaux paraissent avoir joui autrefois d'une assez grande réputation. L'abandon fâcheux où elles sont tombées aujourd'hui provient de l'insouciance des médecins du pays, notamment de Grenoble, qui ne savent point tirer parti de la source précieuse que la nature fait couler près d'eux. Nous sommes convaincus, en effet, que sa situation dans un bourg assez agréable et sur la route royale de Provence pourrait en faire un établissement à la fois utile à l'humanité et avantageux pour le département de l'Isère. »

Or, ceci fut écrit à une époque où la composition chimique desdites eaux était inconnue et longtemps avant leur analyse mentionnée plus haut, ce qui, quoique fort incomplet, ne servit pas moins de base au rapport qu'on en fit ensuite dans la Statistique du département de l'Isère, publiée par ordre de la préfecture, rapport où son honorable et savant auteur, admettant notre appréciation médicale, observa cependant qu'il n'osait pas espérer avec nous que la *position du Monestier-de-Clermont* fût convenable pour un établissement de quelque importance, parce qu'elle n'offrait ni la douce température, ni le paysage pittoresque, qui peuvent charmer les preneurs d'eaux.

Pour ceux qui, comme nous, connaissent parfaitement Oriol et le Monestier-de-Clermont, il y aura grande surprise sans doute de voir que cette Statistique dépeint le premier sous des couleurs attrayantes, comme étant *dans un petit vallon boisé*, comme étant le but d'*une promenade ombragée*, sans dire un mot de l'*âpreté* de son climat, de son ciel peu *serein*, de la *monotonie de son paysage*, de son emplacement escarpé et presque pelé; tandis que, selon elle, le second offrirait quelques-uns de ces inconvénients-là; ils attesteront, en leur âme et conscience, que la température, le ciel, le paysage, le voisinage des eaux et la situation du Monestier-de-Clermont sont incomparablement préférables à ceux d'Oriol; ils diront certainement — ce que nous ne pouvons nous-mêmes admettre, l'attribuant à une méprise, — ils diront que de la part de cette Statistique il y a eu partialité en faveur du propriétaire des eaux d'Oriol, parce que se proposant alors d'y fonder un établissement, il avait à redouter une concurrence possible et menaçante.

Mais d'abord en admettant un instant, ce qui n'est pas, que ce reproche eût quelque fondement, ce serait encore, à notre point de vue, un mérite de plus qu'auraient les eaux du Monestier-de-Clermont, puisque, situées dans un lieu tranquille et sans séduction, on s'y rendrait pour guérir et non pour s'amuser ; ensuite il n'est pas vrai du tout qu'elles soient autant dépourvues de charmes que l'insinue ladite Statistique, et qu'on doive *désespérer* de pouvoir y élever l'important établissement dont l'utilité est évidente.

Si, en effet, le Monestier-de-Clermont n'est pas un petit paradis terrestre qu'on puisse mettre sur la même ligne que Hombourg, Baden et autres lieux splendides, où l'on va pour jouer, danser, faire cent folies, et non pour soigner sa santé ; il n'en est pas moins démontré à ceux qui ont un goût raisonnable et deux yeux tant soit peu clairvoyants, qu'il est situé au milieu d'un charmant vallon que traverse la route impériale de Grenoble à Marseille, que couvrent de vastes prairies et une belle forêt, qu'embellissent de jolies promenades, des bosquets solitaires où l'on peut faire tout ce qu'on veut ; qu'il jouit, à l'époque des eaux, d'un ciel plus serein, aussi chaud, moins brumeux et humide que celui de Grenoble qu'il domine et dont il est en quelque sorte le soupirail.

Quoi ! on prétend que le Monestier-de-Clermont et ses environs sont *monotones* et peu *pittoresques !....* Eh bien ! en suivant la grande route, faites seulement quelques centaines de pas vers le sud, et, du point culminant appelé le *Col-du-Faux*, vous apercevrez un grand pays plein de souvenirs historiques, une partie du bassin de l'ancien *Trièves*, — pays des *Tricoriens*, latinisé par Rome et devenu plus tard le domaine privé des Dauphins et des rois de France, — que circonscrivent de ce côté le fameux pont de Brion, la Croix-Haute, l'ermitage d'Esparon, la ceinture des belles montagnes séparant l'Isère de la Drôme, et, par-dessus tout cela, la pointe du Mont-Aiguille, l'une des sept merveilles du Dauphiné, qui, quoique réputée inaccessible, peut, à l'instar du Mont-Blanc, être le but d'une curieuse ascension.

De là, retournant sur vos pas et traversant le Monestier, parcourez encore quelques centaines de mètres vers le nord, en suivant l'avenue qui aboutit à la nouvelle route impériale; vous verrez d'abord la profonde et sinueuse vallée de la Gresse garnie, à droite, de coteaux verdoyants et touffus; à gauche, de vignes, de vergers, de bois; et au bas de laquelle coule la petite rivière de ce nom. Au-dessus, à l'occident de celle-ci, vous apercevrez un joli plateau allongé que couvrent des hameaux, des villages, des prairies, des terres fertiles, l'emplacement de l'antique ville de *Bayane*, la chaumière fabuleuse de *Cassoulet*, et à son extrémité nord les ruines des anciens châteaux de Miribel et du Gua; plateau qui est borné, de l'autre côté de la Gresse, par un premier rang de montagnes agrestes derrière lesquelles s'élève la chaine rocheuse du Véhamont et du Moucherolle — ce géant des montagnes dauphinoises dont la tête domine majestueusement tous les alentours.

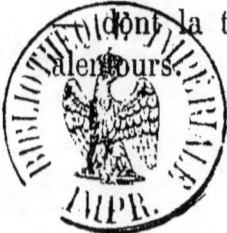

Avancez encore si vous aimez une promenade charmante et n'êtes pas perclus, avancez par la route impériale jusques au-dessus de Genevray, et vous verrez ensuite, chemin faisant, se dérouler devant vous, à l'orient, les beaux coteaux de Saint-Martin-de-la-Cluze ; à l'occident, la *Fontaine-Ardente* et la mystérieuse gorge de *Combe-Noire* ; puis, dans le lointain, la magnifique vallée de Vif et de Claix, valant bien, en raccourci, celle du Graisivaudan, et enfin le bassin de Grenoble qui, avec sa plaine, ses rivières, son fort et ses montagnes en amphithéâtre, forme, comme dans une lanterne magique, le fond de ce ravissant tableau.

Contemplez donc cette belle perspective et, après avoir tout bien considéré, réunissez par la pensée l'aspect du Trièves à celui de ce versant opposé, c'est-à-dire représentez-vous un horizon de douze à quinze lieues de diamètre, une vaste surface de pays extrêmement accidentée par de profondes sinuosités qui la coupent en tout sens ; par les rivières qui la sillonnent de droite et de gauche ; par des escarpements, des vallées, des coteaux, des cascades, qui l'embellissent ; enfin par un beau désordre naturel qu'on ne voit peut-être nulle autre part, et dites-nous si cet admirable panorama n'est pas cent fois plus séduisant, pour distraire un preneur d'eau, que les parcs à vue courte, que les jardins compassés, que les labyrinthes lilliputiens, que les chalets postiches, que toutes les niaiseries, que tous les artifices ensemble que les établissements d'eaux minérales à la mode imaginent afin d'y attirer de la pratique?......

Ainsi donc le Monestier-de-Clermont, placé en quelque sorte à cheval entre ces deux superbes bassins qui lui servent d'étriers, est dans une situation bien autrement avantageuse pour des eaux, que ne le sont celles d'Uriage avec sa *Gorge*, d'Allevard avec son *Bout-du-Monde*, de la Motte avec son assiette *infundibuliforme* ; et, ne concevant vraiment pas l'erreur de l'honorable auteur de la Statistique minéralogique de l'Isère, on est forcé de supposer ou qu'il était de mauvaise humeur quand il visita le Monestier, ou bien qu'il s'y rendit au mois de janvier, époque de l'année, comme on sait, où les plus beaux pays du monde,..... même Hombourg, vous paraissent sombres, tristes et très-peu pittoresques.

Du reste, pour les personnes auxquelles le séjour du Monestier-de-Clermont ne conviendrait pas, il est un moyen bien simple d'aplanir cette *grave* difficulté, c'est de boire ses eaux chez elles, cela en toutes saisons, soit comme remède, soit comme boisson hygiénique ou même de pur agrément. Elles peuvent être effectivement très-bien conservées en bouteilles, pourvu que celles-ci soient exactement *bouchées, ficelées, goudronnées et tenues dans un lieu frais.* « Lorsque j'ai fait l'analyse de ces eaux, dit M. Gueymard, il y avait *déjà longtemps* qu'elles se trouvaient au laboratoire dans des bouteilles bien bouchées. M. Leroy fit plus tard l'analyse sur des eaux nouvellement prises à la source et obtint le même résultat. »

En conséquence nous estimons, consciencieuse-
ment parlant, — ce qui est rare aujourd'hui en fait
d'eaux minérales comme de bien d'autres choses, —
que les sources du Monestier-de-Clermont, toutes
délaissées et inconnues qu'elles soient, sont non-
seulement un trésor parmi les plus vantées de cette
espèce, mais qu'elles sont encore susceptibles, par
leur abondance et leur situation, de devenir le siége
d'un établissement important, d'un établissement
bien plus précieux que ceux d'Uriage, de la Motte et
d'Allevard, pour lesquels il y a tant de concurrents,
si des actionnaires ou le gouvernement ont enfin la
bonne idée de le fonder comme objet d'utilité publique, car pour cela on ne doit nullement compter
sur le dévouement et la bourse des trois propriétaires
qui, en l'état, possèdent divisément ces trois sources.
La seule chose, en effet, qui manque à celles-ci pour
égaler bientôt en célébrité leurs sœurs du voisinage,
sont des fondateurs bien disposés qui, en plaçant
leurs capitaux dans une aussi utile entreprise, seront
certains d'en recueillir un magnifique et honorable
bénéfice.

Et qu'on ne s'imagine pas que nous ayons un intérêt quelconque à préconiser ces eaux-là. N'étant
inspecteur que des eaux de notre jardin, sans jamais
avoir ambitionné, ni voulu d'autres fonctions admi-
nistratives; mû seulement par un sentiment d'humanité et par le désir de voir que le département de
l'Isère mette à profit l'une de ses plus belles richesses
minérales, la plus belle même selon nous, nous

disons au public : « Usez-en pour votre santé. » Et, s'il ne le veut pas, tant pis pour lui.

En finissant, nous nous permettrons de faire une toute petite observation aux médecins-inspecteurs des eaux minérales en général.

Chaque année, nos honorables confrères adressent bien au ministre compétent et au public l'état des belles cures que leurs eaux ont opérées ; mais cet état ne signifiera rien, il manquera de base comparative et de preuves mathématiques tant qu'ils n'y ajouteront pas le revers de la médaille, c'est-à-dire le *nombre exact* de ceux qu'elles n'ont pas guéris et de ceux qu'elles ont rendus plus malades qu'avant, car nous sommes convaincus, — une longue expérience nous l'ayant appris, — que s'ils y faisaient figurer la colonne des échecs, elle dépasserait de beaucoup, des quatre-vingt-dix-neuf centièmes peut-être, celle des cures radicales et définitives faites par elles.

Pourquoi cela ?

Parce que les médecins consultants y envoient trop légèrement leurs malades ; parce que les médecins de l'établissement tiennent à y avoir le plus de monde possible ; parce que les eaux n'y sont pas prises méthodiquement ; parce que, sous prétexte de se distraire et de profiter de leur argent, les malades y mangent trop, y boivent trop, s'y *amusent* trop, s'y écartent de leurs habitudes, s'y livrent à toutes sortes d'émotions fiévreuses ; parce qu'enfin ce sont des eaux qui ne leur conviennent pas du tout.

C'est donc un fort mauvais calcul de la part de nos

confrères, en général, que de se prêter avec trop de complaisance et pas assez de discernement à ce fâcheux engouement pour les eaux minérales ; que d'y envoyer ceux de leurs malades dont ils veulent se débarrasser et qu'elles ne peuvent pas guérir ; que d'exagérer le mérite de telles ou telles de ces eaux, au préjudice de celles qui leur sont préférables et de la santé de leurs clients ; car, en agissant ainsi, ils y amènent bien la foule pendant quelque temps, mais lorsqu'au bout du compte l'expérience leur donne un démenti formel, quand une continuelle déception éclaire ceux qu'ils y envoient, alors leurs eaux de prédilection tombent dans le discrédit et finissent par s'attirer le quolibet dont Gui Patin les gratifiait déjà au 17e siècle, quolibet que nous pourrions bien vous dire à l'oreille, si nous étions près de vous, mais que la décence nous défend de répéter ici.

Dr Sylvain EYMARD.

Campagne de Lanchâtre, 15 mai 1860.

Le dépôt des eaux minérales du Monestier-de-Clermont est établi à Grenoble, chez le concierge de la maison, place Vaucanson, n° 4. La vente au détail se fait chez Mme Bonnet, épicière, rue Créqui, près la place Vaucanson.

Grenoble, imprimerie de A. Baratier. — 1666.

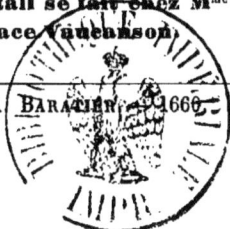